Gerhard Mester

Vielen Dank, Herr Doktor!
Es geht mir schon viel besser!!

D1700131

Textauswahl: **Dr. Gereon Franken**, Münster

© Copyright   LebensBaum Verlag GmbH
              Postfach 101849,
              D-33518 Bielefeld
              Tel. 0521/172875, Fax 0521/68771

              1. Auflage, 1998

Die Deutsche Bibliothek CIP-Einheitsaufnahme
              Mester, Gerhard
              Vielen Dank, Herr Doktor / Gerhard Mester
              - 1. Auflage - Bielefeld: LebensBaum-Verl.-
              GmbH, 1998
                  (Reihe: Erlebnis-Ratgeber Gesund leben)
                  ISBN 3-928430-11-4

Lektorat: Hans-Jürgen Zander

Layout/Satz: Wilfried Klei, Bielefeld

Herstellung: Westermann Druck Zwickau GmbH

              ISBN 3-928430-11-4

Gerhard Mester

Vielen Dank, Herr Doktor! Es geht mir schon viel besser!!

Von den Gebrechen des Gesundheitswesens

Cartoons

LebensBaum Verlag

Statt eines Vorwortes

„Nun haben wir nichts gegen Satire und nichts gegen Karikaturen, . . . doch geht uns die Karikatur zu weit."

„Ich erwarte, daß Sie Wiederholungen darartiger Flegeleien in Zukunft verhindern."

„ Es ist zu hoffen, daß ein solches Machwerk ein Einzelfall bleibt . . ."

„. . . fordere ich Sie hiermit auf, jedwege Lieferung Ihres „fortschrittlichen" Kampfblattes einzustellen."

„Wieder einmal eine ganz widerwärtige Zumutung . . . "

„ . . . solch ein geistig-moralischer Tiefschlag ist in einer Zeitung Ihres Formats fehl am Platz."

„ . . . äußerst geschmacklos und verletzend."

„ . . . hat mich die Karikatur regelrecht schockiert."

„ . . . Herzklappen sind keine Kontoauszugsdrucker! Auch wenn es wohl als Satire gedacht war!"

„ . . . widerspricht jedem guten Geschmack."

„ . . . ihr Inhalt lädt nämlich zu Fehlinterpretationen zu unseren Lasten geradezu ein . . "

„ . . . toleriere ich derartige Dümmlichkeiten nicht . . . "

„Res clamat ad dominum."

...aus G. Mesters Leserbriefsammlung

"
Fließband
Klinik

→ Fast die Hälfte aller Krankenhausmitarbeiter fühlt sich gesundheitlich stark belastet – in einem Krankenhaus in Berlin-Spandau zum Beispiel sind es 42 Prozent aller Pfleger, Krankenschwestern und Ärzte, wie Forscher des Berliner Instituts für Gesundheitswissenschaften herausgefunden haben. Die daraus resultierende Müdigkeit und Gereiztheit des Personals belaste die Patienten und verzögere den Heilungsprozeß.

Pfleger und Schwestern leiden besonders unter den vielen täglichen Störungen – klingelnde Telefone, Verspätungen der Ärzte und Tauschwünsche von Kollegen bezüglich ihrer Schichten. Schwestern, die auf Krebsstationen arbeiten, erklärten bei einer Untersuchung des Instituts für Psychosomatische Medizin der TU München zudem, sie hätten Alkoholprobleme.

Die für die Genesung der Patienten wichtige psychosoziale Betreuung werde vernachlässigt, bemängelt der Bielefelder Gesundheitswissenschafter Bernhard Badura. „Sie sollen hier arbeiten und nicht mit den Patienten schwatzen", laute oft die Devise. Dabei sei der „kleine Schwatz" für die Kranken wie für ihre kränkelnden Heiler gesundheitsfördernd.

(aus: SPIEGEL special 7/96
'Die Ärzte', S. 131)

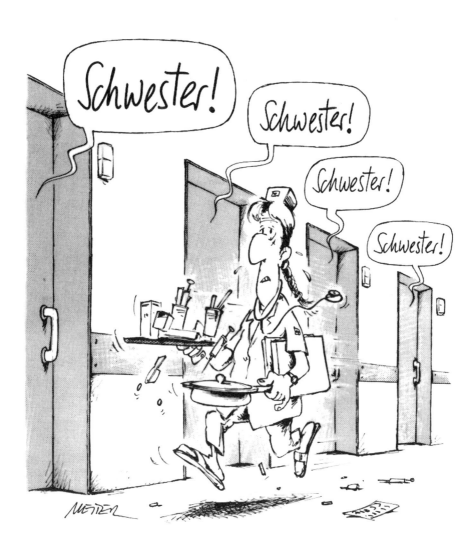

Baby-Wahl

→ Britischer Arzt bietet Dienste in Saudiarabien an – Baby-Geschlecht nach Wahl

London (epd). Der britische Arzt Paul Rainsbury will in Saudi-Arabien eine Praxis für "Designer-Babys" mit Geschlecht nach Wahl der Eltern eröffnen.

Wie die Tageszeitung „Daily Telegraph" gestern berichtete, plant der medizinische Direktor einer Privatklinik in Redbridge nordöstlich von London, seine Dienste in einem Krankenhaus in der saudiarabischen Stadt Riad anzubieten. Damit wolle der Spezialist für künstliche Befruchtungen Eltern aus sozialen Gründen zu einem Wunschkind verhelfen.

Das „Honorar" für ein solches Baby solle zwischen 21.600 und 27.000 DM liegen. Die Behandlung von Paaren, die das Geschlecht ihres Kindes festlegen wollen, werde zunächst im italienischen Neapel vorgenommen. In Großbritannien ist die Wahl des Geschlechts verboten. Der Mediziner erwartet vor allem Kunden aus dem Mittleren und Fernen Osten, wo kulturelle, religiöse und wirtschaftliche Faktoren männlichen Nachkommen mehr Bedeutung zumessen.

(aus: Münstersche Zeitung vom 27.2.97)

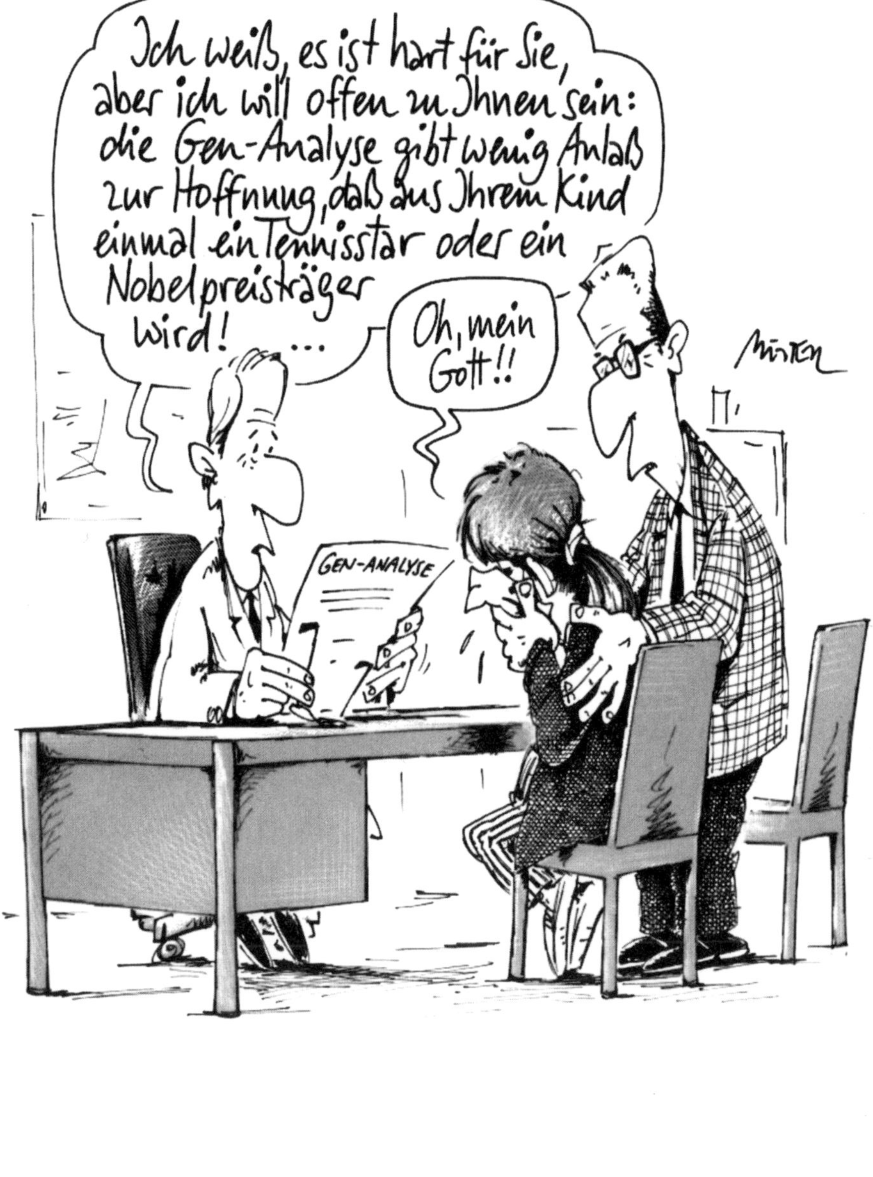
Ich weiß, es ist hart für Sie, aber ich will offen zu Ihnen sein: die Gen-Analyse gibt wenig Anlaß zur Hoffnung, daß aus Ihrem Kind einmal ein Tennisstar oder ein Nobelpreisträger wird! ...
Oh, mein Gott!!
GEN-ANALYSE

Nett lächeln

→ Die goldene Regel für ein positives Leben

Lernen Sie die guten Dinge, die Ihnen widerfahren, als Geschenk anzunehmen. Das nette Lächeln Ihres Gegenübers in der U-Bahn, das freundliche Wort Ihrer Nachbarin sollten Sie sich merken. Es stimuliert Sie noch Tage später und verfestigt den Eindruck, daß das Leben positiv ist. Und bloß keine Angst vor dem Schicksal! Eine Situation, die recht oft vorkommt und jeder von uns kennt: Man hatte eine tolle Woche, im Job lief alles glatt, und auch daheim gab es keinen Streit. Sonntagabend zieht man Bilanz und hat dabei sofort Sorgenfalten auf der Stirn. Man fürchtet, nach soviel Glück käme nun ganz sicher der Hammer. Falsch! Falsch! Jeder hat sein eigenes Schicksal in der Hand. Darum sagen Sie sich ganz rasch, daß die nächste Woche noch besser als die letzte wird. Das ist positives Denken in der Praxis und der Erfolgsschlüssel.

(aus: EGO 1/1997, S. 45)

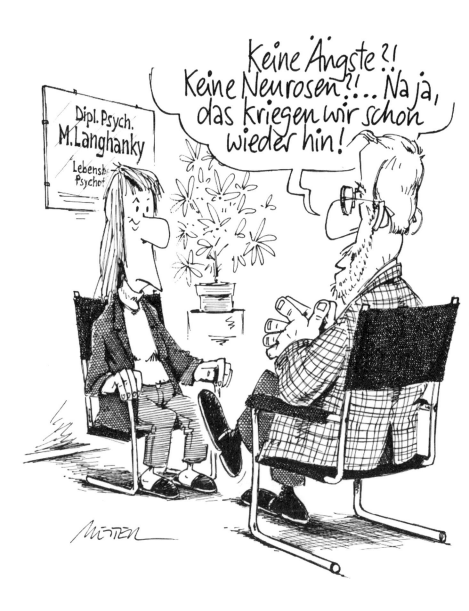

,,

Gewinn-
maximierung

→ Das „digitalisierte Gesundheitswesen" kann Sachzwänge hervorrufen, die es dem einzelnen Arzt zunehmend erschweren werden, seine Diagnosen und Therapien selbst einzurichten und sich dabei eventuell vom allgemeinen Standard zu entfernen. Die ärztliche Gebührenordnung stuft Gespräche sehr niedrig ein, bewertet technische Leistungen wie Labor- oder Röntgenuntersuchungen dagegen sehr hoch. Das hängt mit der Einführung der Medizintechnik zusammen. Wenn ein Arzt seine Praxis mit teuren Geräten ausrüstet, ist er finanziell stark belastet. Er muß die Apparate abbezahlen und die Betriebs- und Wartungskosten tragen. Aus Rentabilitätsgründen wird er seine Anlage möglichst oft einsetzen. Da er die Untersuchungen selbst verordnet und durchführt, regelt er zugleich Angebot und Nachfrage. Die Gebührenordnung räumt diesem Arzt mehr finanzielle Chancen ein als dem Kollegen, der sich Zeit für ausgiebige Gespräche mit seinen Patienten läßt. Auch die Patienten drehen mitunter kräftig am Rädchen des Technologieeinsatzes. Viele Ärzte versprechen sich einen Zuwachs an Patienten, wenn sie mit modernster Technik aufwarten können. Kaum ein Patient akzeptiert es anscheinend, wenn eine Praxis wie vor 30 Jahren nur mit Stethoskop, Blutdruckmesser, Mikroskop und einem bescheidenen Labor ausgerüstet ist.

(aus: Rainer Otte: Kann High-Tech-Medizin menschlich sein? Wie sich alternative Heilweisen und die moderne Apparatemedizin erfolgreich verbinden lassen. Zürich 1992, S. 99/100)

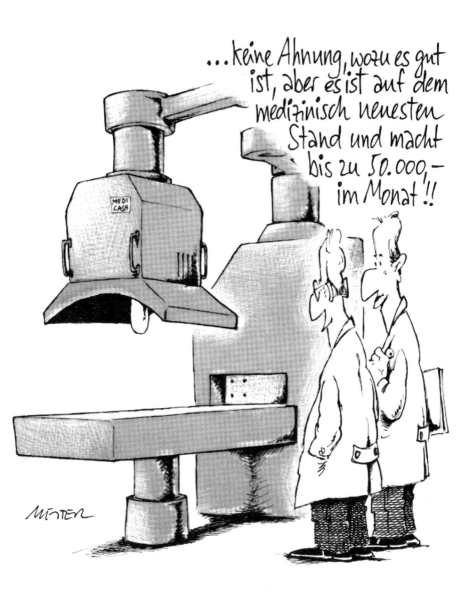

Heilkraft
Placebo

→ Die Heilkraft zwischenmenschlichen Vertrauens entfaltet sich auch in einem anderen überraschenden Zusammenhang medizinischer Behandlung. So sind mittlerweile mindestens 50 Prozent aller in den westlichen Industrieländern verschriebenen Medikamente Placebos – also keine eigentlichen Arzneimittel, da sie bei jeweiliger Symptomatik rein chemisch gesehen nicht wirken können: Wenn die sprichwörtliche Zuckerpille etwa den psychosomatischen Blutdruck senkt oder von Angst und Panik befreit. Placebos sind entgegen weit verbreiteten Annahmen und Vorurteilen mächtige Heil-Mittel, die bei praktisch allen Erkrankungen wirken können – bei Allergien ebenso wie bei Magengeschwüren, Rheuma oder Zuckerkrankheit. In einer neueren amerikanischen Studie mit fast 7.000 Patienten zeigte sich, daß drei von vier Kranken gut bis hervorragend auf die besondere Behandlung reagierten. Daß Placebos so nachhaltig wirken, erklären Experten im wesentlichen mit dem Glauben an die Wirksamkeit des jeweiligen Schein-Medikamentes im Sinne einer sich selbst erfüllenden Prophezeiung. In aller Regel wirkt dieser eigentliche Heilfaktor allerdings nur dann, wenn der Patient dem behandelnden Arzt Vertrauen schenkt, weil ihm dieser das Gefühl vermittelt, daß er sich um ihn kümmert, seine Beschwerden ernst nimmt und ihm helfen möchte. Das verschriebene Medikament, so der Münsteraner Mediziner und Placebo-Forscher Dietrich Schonauer, werde dabei zu einem mächtigen Symbol eines „Trost- und Fürsorgeversprechens", das der Arzt seinem Patienten gebe. Und das heißt: Placebos wirken häufig nur dann, wenn die Beziehung zwischen Arzt und Patient in Ordnung ist.

(aus: Psychologie heute 1/1997, S. 57)

...»Oh!« hauchte Marion, als die Linke des Oberarztes für einen Moment auf ihrer Schulter zu ruhen kam. »Tut's weh?« fragte Dr. Houf sanft. »Nein Doktor, bei Ihnen niemals!« flüsterte Marion, und ihre Blicke berührten sich flüchtig im Halbdunkel der koloproktologischen Ambulanz ...

„Endstadium

→ Daß nicht alles, was machbar ist, auch ethisch erlaubt sein darf, ergibt sich nicht nur in der medizinischen Forschung, sondern auch in einem Sektor der Medizin, den man als die Prämortal- oder „Endstadium"-Medizin bezeichnen kann.

Die Leistungen, die im heutigen Medizinbetrieb für die Versicherten innerhalb ihrer letzten 1-3 Lebensjahre aufgewendet werden, schätzt man auf etwa 1/3 des medizinischen Gesamtaufwandes. Sie haben astronomische Ausmaße erreicht. Es sollen hier natürlich keine Zweifel daran geweckt werden, daß jeder Mensch Anspruch darauf hat, daß, solange es Möglichkeiten dazu gibt, alles unternommen wird, um sein Leben zu erhalten. Er soll die absolute Sicherheit haben, daß nicht, wie es in manchen Ländern bereits der Fall ist, aus Kostengründen Maßnahmen unterbleiben, die sich aufgrund seiner nur noch geringen Lebenserwartung nicht mehr „lohnen" könnten.

(aus: Dr. med. Karl Dupré:
Ärztliche Behandlungsfehler.
Geschädigte Patienten und ihre
Rechtsansprüche.
Wiesbaden 1989. S. 145/147)

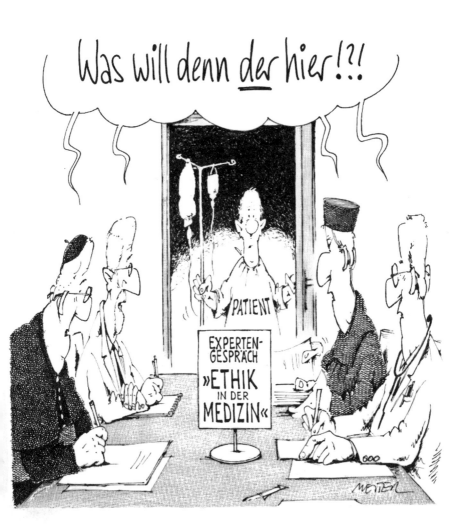

„Gesund-
brunnen

→ Noch im siebzehnten Jahrhundert, als die Morgendämmerung einer neuen Medizin anbrach, empfahl der führende Arzt Hermann Boerhaave alten Patienten, sich zur Gesundung zwischen zwei jungfräuliche Mädchen zu legen, was im übrigen schon der biblische König David erfolglos versucht haben soll. Nach dem Gesundbrunnen der Muttermilch und der Pseudowissenschaft von Affendrüsen, die angeblich neue Lebenskräfte bringen, erleben wir im Augenblick wohl eine Art Ära der Vitamine. Trotzdem ist es nach C. und E. Never bislang niemanden gelungen, sein Leben auf solche Art zu verlängern. Furore machen auch Spekulationen zu einer Gentherapie, mit der man die maximale Lebensspanne durch Implantation von Abschnitten der DNS um Jahrzehnte oder mehr verlängern können soll. Vergeblich warnen seriöse Wissenschaftler vor Hoffnungen auf die ewige Jugend. Es wird wohl immer Menschen geben, die nach einem Jungbrunnen oder zumindest einem Mittel suchen, mit dem sie den unaufhaltsamen Prozeß des Alterns hinauszögern können.

Solche Versuche sind freilich eher lächerlich, und wer sich an ihnen beteiligt, erwirbt sich keine Verdienste. Alle Menschen sind ersetzbar, und früher oder später sollten auch alle Menschen ersetzt werden. Der Wunschtraum, dem Tod von der Schippe zu springen, ist weder im Interesse der Menschheit, noch dient er dem kontinuierlichen Fortschritt der Erkenntnis. Mehr noch: Er schadet den Interessen der kommenden Generationen. Tennyson sagt es deutlich: „Alte Menschen müssen sterben; sonst würde die Welt vergreisen und nur noch Überkommenes hervorbringen."

(aus: Sherwin B. Nuland: Wie wir sterben. Ein Ende in Würde? München 1994. S. 140/141)

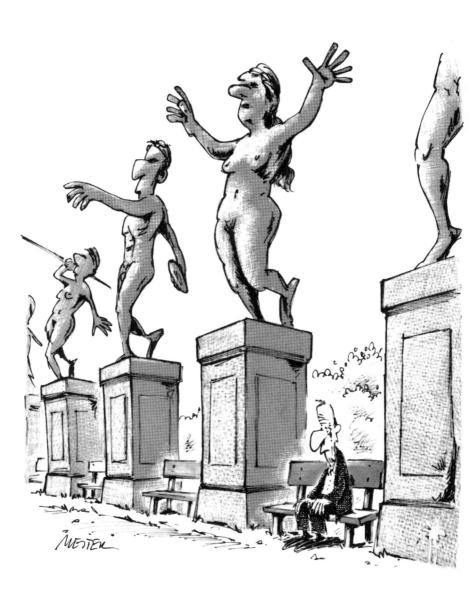

Frauen-vorteil

→ **Männer eher suizidgefährdet**

Männer, besonders in höheren Lebensjahren, sind sogar noch in der Depression der aktivere Teil. Während depressive Frauen sich eher in betäubende Mittel wie Alkohol und Schlaftabletten flüchten, neigen die Männer zu rabiaten und endgültigen Lösungen. Depressive Männer ab 70 Jahren bringen sich fünfmal so häufig um wie gleichaltrige depressive Frauen. Das dürfte etwas mit dem generell besseren körperlichen Zustand der Frauen, aber auch mit ihrer größeren geistigen Fitness im Alter zu tun haben. Zusätzlich schwer belastend für Depressive im Alter: Viele halten ihre Vergeßlichkeit, die Unfähigkeit, sich anderen mitzuteilen, für Anzeichen von Altersschwachsinn oder Alzheimer, obwohl es eigentlich behandelbare Depressions-Symptome sind.

(aus: EGO 6/1996, S. 64)

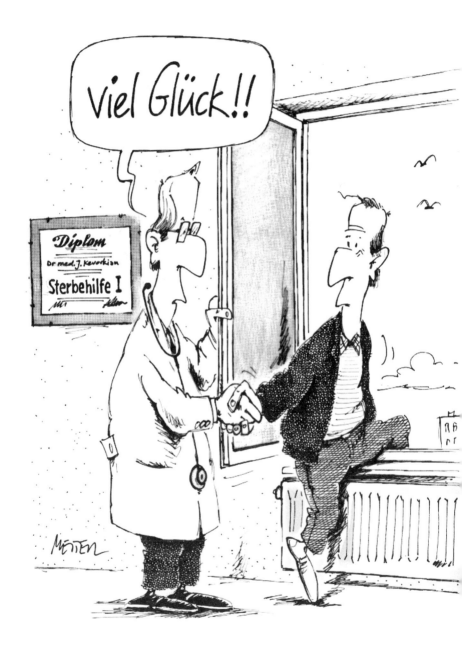

„
Mutterglück

→ Der Grundsatz „mater semper certa" stimmt mit der Wirklichkeit nicht mehr überein.

Das deutsche Recht geht von dem Grundsatz „mater semper certa" – die Mutter ist immer eindeutig zu identifizieren – aus. Dieser Rechtsgrundsatz knüpft an das natürliche Geschehen eines Geburtsablaufes an. Wer als Frau ein Kind zur Welt bringt, ist die Mutter. Dieser Grundsatz ist durch die In-vitro-Fertilisation und die damit verbundenen Möglichkeiten nicht mehr allgemein gültig. Bei der In-vitro-Fertilisation braucht die genetische mit der biologischen Mutter nicht mehr identisch zu sein. Dennoch ist nach geltendem Recht davon auszugehen, daß ein Kindesverhältnis unabhängig von den Möglichkeiten der In-vitro-Fertilisation grundsätzlich zur Geburtsmutter entsteht. Dies gilt für die Ersatzmutterschaft in gleicher Weise wie für die Tragemutterschaft (Beschlüsse des 56. Deutschen Juristentages 1986 IV 1. Und VI 1. - MedR 1986, Heft 6, S. IX und X - Laufs - JZ 1986, S. 769 (776) m.w.N.). Daraus ergibt sich, daß auch bei Durchführung der In-vitro-Fertilisation die Frau, die das Kind zur Welt bringt, dessen Mutter ist.

(aus: Beck-Rechtsberater:
'Arzt - Patient - Krankenhaus'.
Von Prof. Dr. Helmut Narr.
München 1987. S. 239)

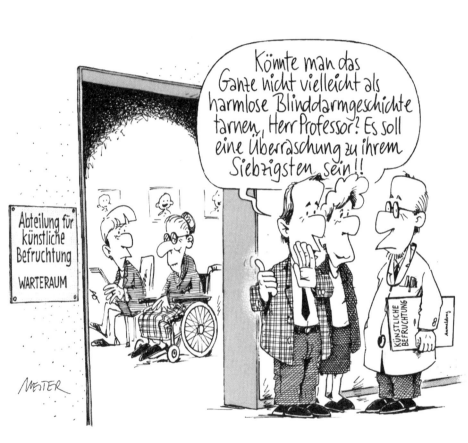

Luxushotels

→ Pflegepersonal absolviert Lufthansa-Schulung. Krankenschwestern üben Charme.

Frankfurt/Main (dpa). Mit „Stewardessen-Charme" sollen Krankenschwestern künftig Patienten zu Kunden werden lassen.

Dieses Ziel verfolgt die Lufthansa Flight Training GmbH (Frankfurt), die in dieser Woche in einem speziellen Seminar das Pflegepersonal eines Krankenhauses in Sachen Freundlichkeit und Dienst am Kunden ausgebildet hat. Die Gesellschaft, seit dem 1. Januar eigenständige Tochter der Lufthansa AG, bietet ihre Dienste in der Schulung von Service-Personal jetzt verstärkt auch branchenfremden Firmen an.

„Drei Viertel aller Mitarbeiter im Krankenhaus arbeiten in der Krankenpflege und im ärztlichen Bereich, und sie machen keine Ausbildung in der Dienstleistung", sagt Markus Dreißler, Direktor des im Aufbau befindlichen Krankenhauses Agatharied am Tegernsee. Er hat sein Führungspersonal im Pflegedienst bei der Lufthansa in die Schule geschickt.

Auch die Krankenhäuser müßten künftig verstärkt um „Kunden" konkurrieren. Da gebe es aber noch einige Probleme: „Es mangelt an Hotelstandards." Dabei sei ein Bett im Krankenhaus sogar doppelt so teuer wie eines im Luxushotel.

(aus: Münstersche Zeitung vom 25.1.97)

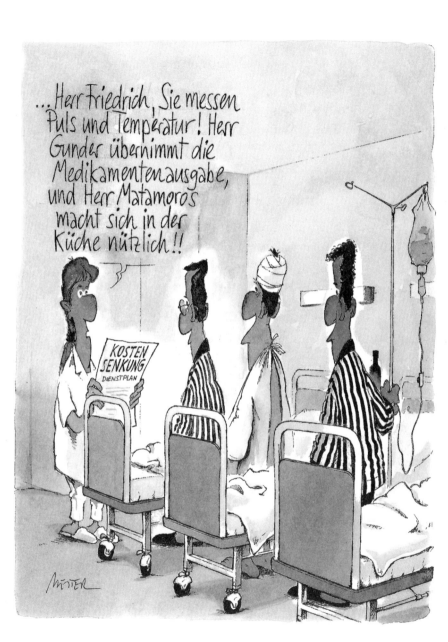

Freie Radikale

→ Joggen nach der Zechtour

Wer mal so richtig einen über den Durst trinkt, sollte am Tag danach joggen. Untersuchungen an Labormäusen ergaben: Alkohol verliert seine krankmachende Wirkung, wenn der Organismus möglichst viel von dem Enzym Superoxiddismutase entwickelt. Dieses Enzym baut Freie Radikale ab, die sich durch den Alkoholgenuß vermehrt bilden. Das Mittel, um die Enzymproduktion anzukurbeln, ist Bewegung, zum Beispiel 30 Minuten joggen.

(aus: EGO 1/1997, S. 29)

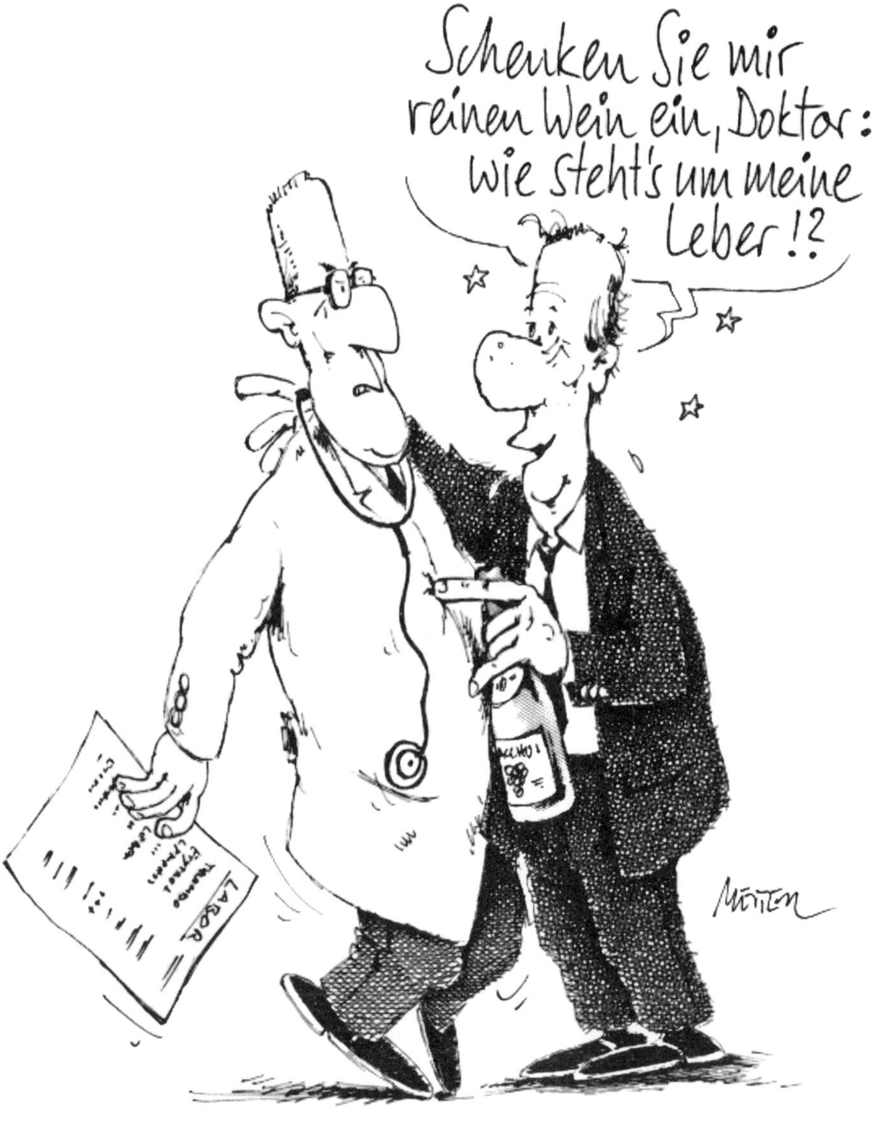
Schenken Sie mir reinen Wein ein, Doktor: wie steht's um meine Leber!?
LABOR
MÖTTER

„

Regelwidrig

→ **Der Krankheitsbegriff**

Eine gesetzliche Definition des Krankheitsbegriffes gibt es nicht. Die Rechtssprechung hat ihn entwickelt. Nach der neuen Rechtssprechung des Bundessozialgerichtes ist unter Krankheit im sozialversicherungsrechtlichen Sinne ein regelwidriger Körper- oder Geisteszustand zu verstehen, dessen Eintritt entweder allein Behandlungsbedürftigkeit oder zugleich oder ausschließlich Arbeitsunfähigkeit zur Folge hat. Dabei ist die Regelwidrigkeit eines Körper- und Geisteszustandes bereits mit der Abweichung von der durch das Leitbild des gesunden Menschen geprägten Norm gegeben. Behandlungsbedürftigkeit ist anzunehmen, wenn der regelwidrige Zustand nach den Regeln der ärztlichen Kunst einer Behandlung mit dem Ziel der Heilung, Besserung, Verhütung oder Verschlimmerung oder der Linderung von Schmerzen zugänglich ist (BSG vom 12.12.1972 - BSGE Bd. 35 S. 105-).

(aus: Beck-Rechtsberater:
'Arzt - Patient - Krankenhaus'.
Von Prof. Dr. Helmut Narr.
München 1987. S. 3)

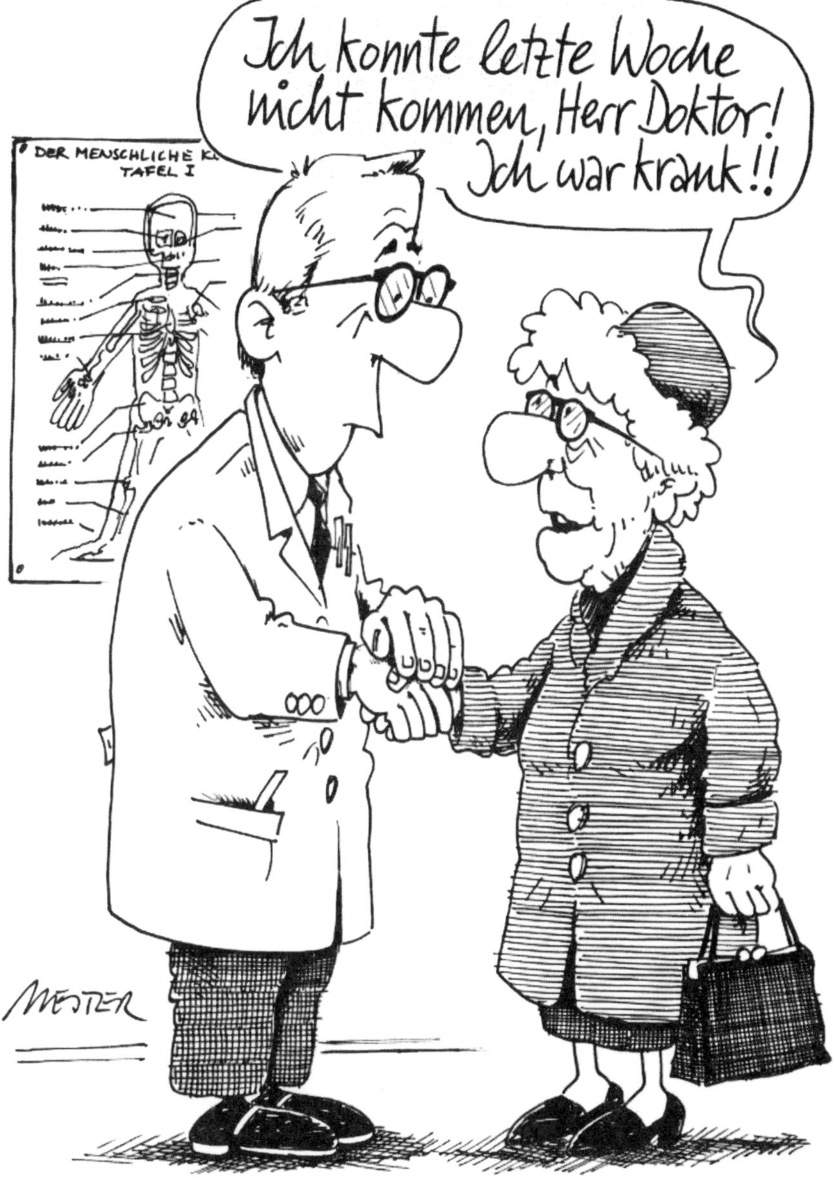
Ich konnte letzte Woche nicht kommen, Herr Doktor! Ich war krank!!
DER MENSCHLICHE K
TAFEL I
MESTER

Unnötige Operationen

→ In den USA werden ChirurgInnen für jede Operation extra bezahlt. Das hat zu so vielen unnötigen Operationen geführt, daß der Senat das durch einen Ausschuß untersuchen ließ. Dieser Senatsausschuß fand heraus, daß jedes Jahr 2,4 Millionen unnötige Operationen durchgeführt werden, die 12.000 Todesfälle verursachen und 4 Milliarden Dollar kosten. Weniger beachtete Einschätzungen, wie die des Herzchirurgen Robert G. Schneider in seinem Buch *When to Say No to Surgery*, gehen von sechs Millionen unnötiger Operationen pro Jahr aus. Wenn ChirurgInnen ein Festgehalt beziehen, sinkt die Zahl der Operationen um zwei Drittel: Was heißt das anders, als daß in zwei Dritteln der Fälle die ChirurgInnen eher zum eigenen Nutzen operiert haben als zu dem der PatientInnen? Die bloße Existenz eines Krankenhauskomitees, das die Notwendigkeit von Operationen überprüfte, ließ die Zahl der Blinddarmoperationen um zwei Drittel sinken.

(aus: Stephen Fulder:
Überlebensführer für Patienten.
Nebenwirkungen und Risiken der modernen Medizin.
Reinbek bei Hamburg 1991. S. 138/139)

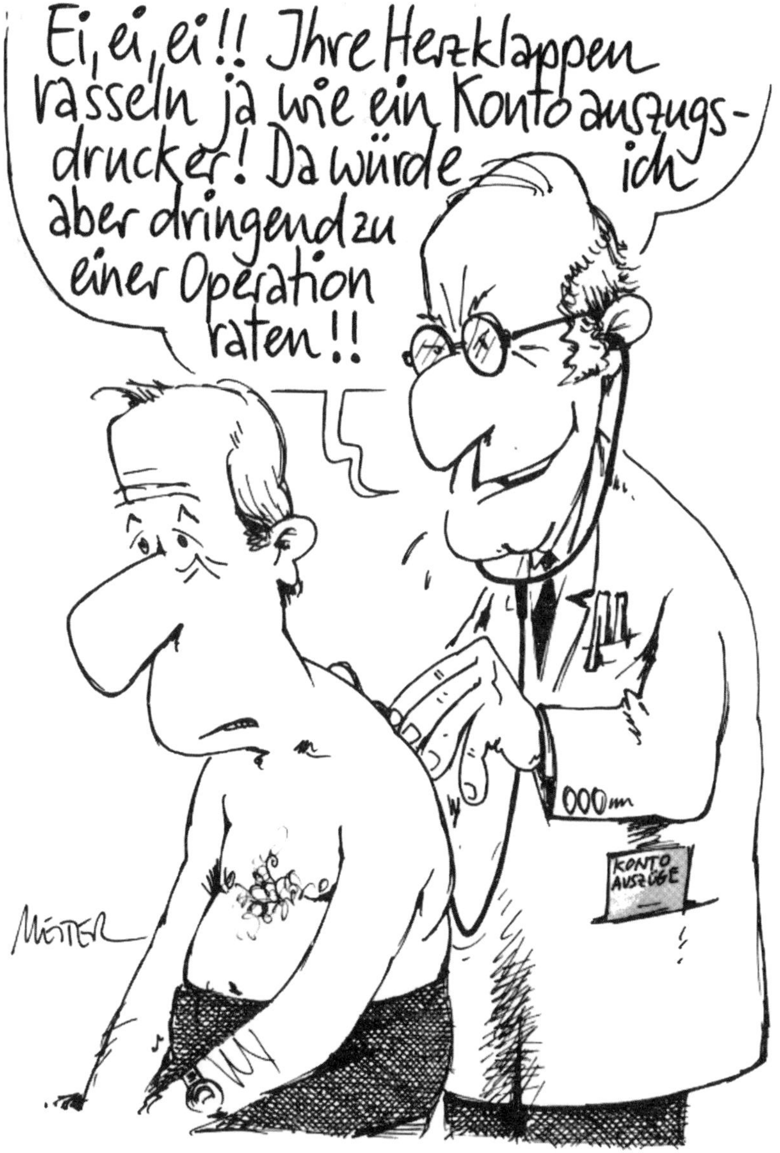
Ei, ei, ei!! Jhre Herzklappen rasseln ja wie ein Kontoauszugs-drucker! Da würde ich aber dringend zu einer Operation raten!!
KONTO AUSZÜGE

„privat lebt länger

→ Es gibt etwas Neues in der Praxis von Erla Hinz im niedersächsischen Neuwulmstorf. Wer privat versichert ist, muß nicht mehr warten. Kassenpatienten haben das Nachsehen. „Eigentlich", sagt die Internistin, „geht das gegen mein Selbstverständnis, aber leben will ich auch."

Seit vier Jahren teilt sich Erla Hinz, 36, eine Gemeinschaftspraxis mit einem Kollegen. Angetreten sei sie mit dem Anspruch, „alle Patienten gleich zu behandeln und jedem das zu geben, was ich für nötig befinde." Das aber, sagt sie, sei nicht mehr möglich. Denn die Regeln, nach denen Ärzte nun behandeln müßten, infolge diverser Reformen und Reförmchen, kann Erla Hinz nur „absurd" nennen, wahlweise „abstrus" oder „unsinnig". Während sie sich Privatpatienten ganz als Ärztin zuwenden könne, müsse sie bei den anderen mehr und mehr die Belange der Buchhaltung im Kopf haben.

Wenn ein Kassenpatient bei ihr vorspricht, dann ist es gut möglich, daß sich Erla Hinz im Kopf sofort drei Fragen stellt: Welche Ziffern kann ich abrechnen? Wie viele Punkte bekomme ich? Paßt er in meine Budgets? Ziffern. Punkte. Budgets. Das ist die moderne Medizin, zu einem nicht unerheblichen Teil jedenfalls und sehr zum Ärger von Erla Hinz, der man abnehmen darf, daß ihr zu einem Patienten lieber etwas anderes einfallen würde. Aber sie sagt, daß sie manchmal einfach nicht anders könne, weil sie unrettbar eingesponnen sei in dieses System. „Das Abstruse gewinnt Normalität, weil ich täglich zehn Stunden damit beschäftigt bin."

(aus: DIE ZEIT vom 22.11.96)

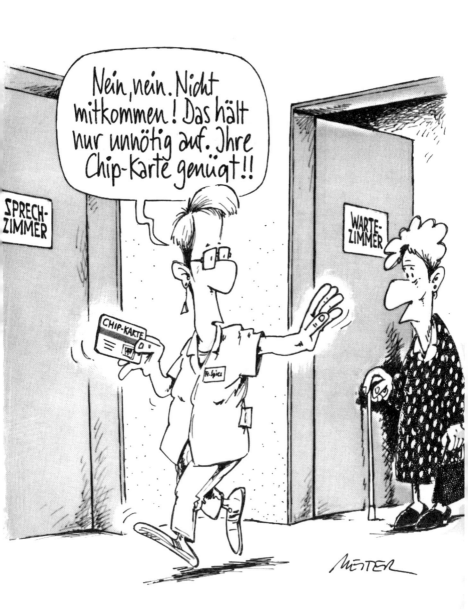

Gene bene

→ Die Diskussion um gentechnisch manipulierte Sojabohnen hat uns alle aufgeschreckt. Aber was nach dem Soja kommt, ist eigentlich viel wesentlicher: Manipulierter Mais, manipulierter Salat und, und.
Wer all dies mit Sorge sieht, sollte auch wissen, wie wirksam und dauerhaft die Gen-Manipulation ist. Wie es scheint, nicht sehr. In Amerika erlebte die gesamte Entwicklung in diesem Sommer einen Rückschlag der besonderen Art: Gen-manipulierte Baumwolle, die angeblich gegen einen ganz bestimmten Käfer immun sein sollte, wurde in den heißen Tagen gerade von den eben noch für machtlos erklärten Käfern so radikal weggefressen wie nie zuvor. Der Schutz funktionierte nicht. Angeblich, so tröstete der Hersteller der Gen-Baumwolle die Farmer, weil der Sommer zu heiß war und die Käfer zu stark gemacht hatte. Die Natur, das zeigt dieses Beispiel deutlich, läßt sich eben doch nicht so leicht überlisten wie Forscher es glauben. Ein zweiter Trost: Die amerikanischen Gen-Tomaten, die durch eine künstliche Verzögerung des Fäulnisprozesses fast ewig frisch bleiben, sind ebenfalls ein Flop, da viele Verbraucher sie nicht mögen und lieber Tomaten alten Stils kaufen.

(aus: EGO 1/97)

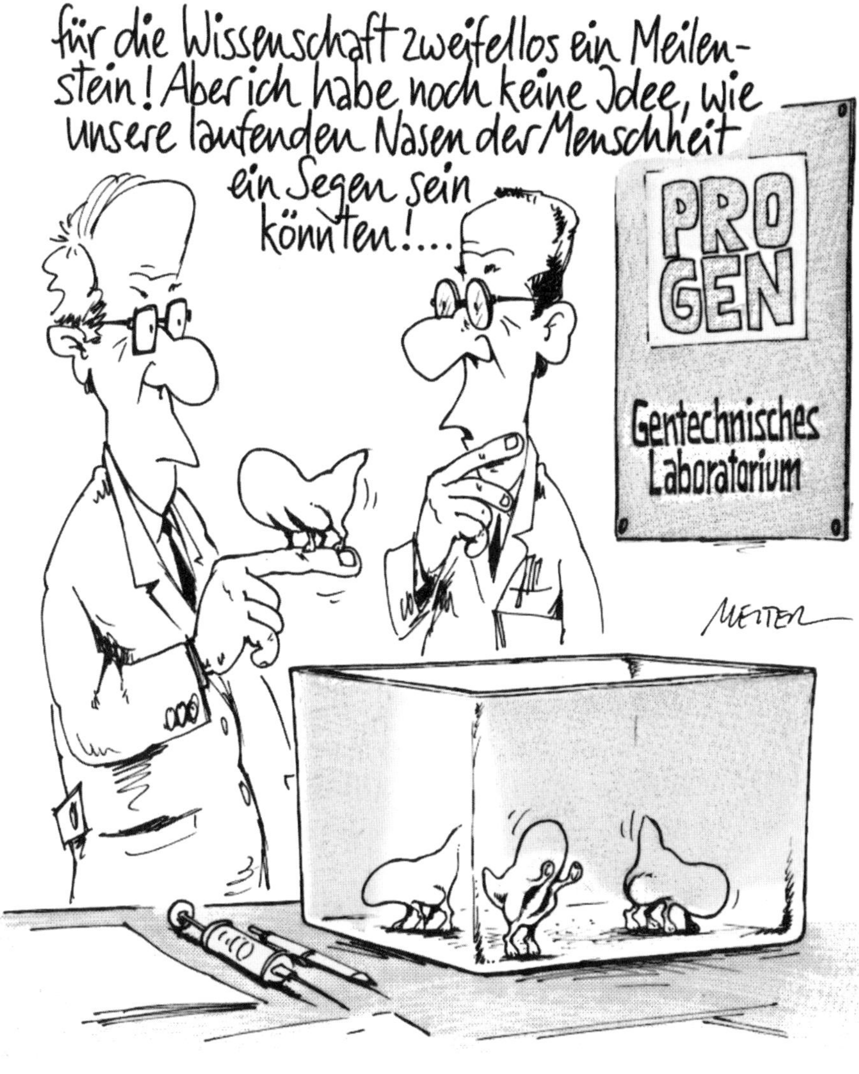
für die Wissenschaft zweifellos ein Meilenstein! Aber ich habe noch keine Idee, wie unsere laufenden Nasen der Menschheit ein Segen sein könnten!...
PRO GEN
Gentechnisches Laboratorium
MEITER

„ Marktanteile

→ **Kassen machten „Jagd" auf Mitglieder**

Berlin (dpa). Mit äußerst scharfen Formulierungen hat das Bundesversicherungsamt (BVA) in Berlin die Mitgliederwerbung der gesetzlichen Krankenkassen in den vergangenen Jahren kritisiert.

Im Jahresbericht 1995 des Prüfdienstes Krankenversicherung heißt es, die Krankenkassen hätten in den zurückliegenden Jahren „eine Schlacht um Marktanteile entfesselt", in der „das geltende Recht im großen Stil mißachtet" worden sei. Mit „allein auf Effekthascherei angelegten Aktionen" hätten sie „Jagd auf Mitglieder" gemacht und hierzu „das Geld der Beitragszahler mit vollen Händen aus dem Fenster" geworfen.

Nach Einschätzung der Berliner Behörde hat „der ausgeuferte Konkurrenzkampf die schlimmsten Befürchtungen noch weit übertroffen". Externe Fachleute schätzten „den Anteil des Gesundheitsmarketings" an den Präventionsaufgaben insgesamt auf „mindestens 90 Prozent", hieß es weiter.

Der Kunde sei vorzugsweise mit Aktivitäten umworben worden, „die den Sparten Fernöstliches sowie Fit und Fun zuzuordnen" waren. Bezuschußt wurden Angebote „aus dem Bereich der Mystik" ebenso wie „Sinnstiftendes".

(aus: Münstersche Zeitung vom 29.1.97)

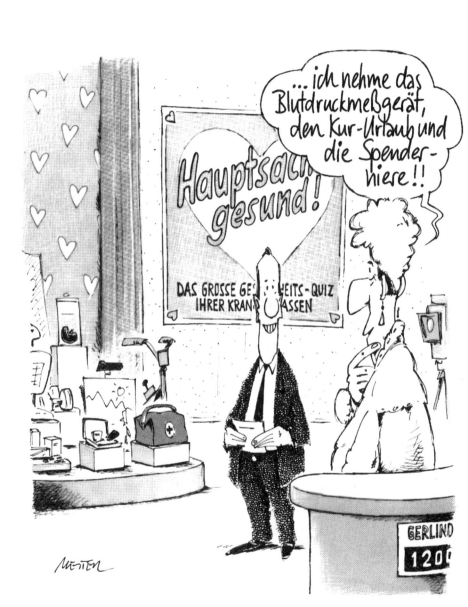

"Business

→ Da die Medikamente auf dem freien Markt verkauft werden, wird für sie von der Pharmaindustrie intensiv geworben. Diese Werbung unterscheidet sich in ihren Methoden im Prinzip nicht von den üblichen Werbemethoden für beliebige andere Artikel. Das Medikament wird als eine Ware angesehen, die mit einem maximalen Umsatz verkauft werden soll. Die Werbung erstreckt sich naturgemäß primär auf den medizinischen Bereich. Sie füllt die ärztlichen Fachzeitschriften. Die gesamte ärztliche Standespresse wird von den Anzeigen der Pharmaindustrie finanziert. Zusätzlich sind mindestens 16.000 Außendienstvertreter, genannt „Pharmareferenten", täglich unterwegs, die den frei praktizierenden Ärzten ihre Produkte anbieten. Sie versorgen die ärztliche Praxis mit einer Unzahl von Ärztemustern, die von den Ärzten während der Sprechstunde an die Patienten abgegeben werden. Dies ist eine inoffizielle, von den Apotheken erbittert bekämpfte, dennoch weitverbreitete Form der Werbung. Schließlich verteilt die Pharmaindustrie im großen Umfang Werbegeschenke an Ärzte; sie finanziert medizinische Kongresse und Institutionen der ärztlichen Fortbildung.

(aus: Joseph Scholmer:
Das Geschäft mit der Krankheit.
Eine Bilanz unseres Gesundheitssystems seit 1970.
Köln 1984. S. 27)

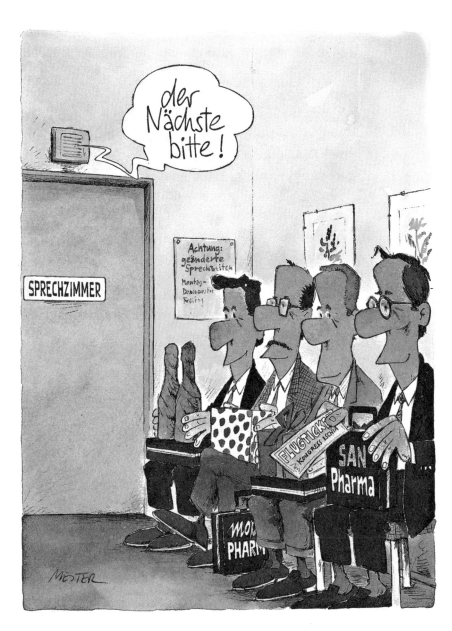

Lügen ist gesund

→ **Lügen ist ganz normal**

So manchem von uns plagt das schlechte Gewissen, weil er ab und an lügt. Muß gar nicht sein. Psychologen der Universität von Virginia (USA) sind dem Phänomen „Lüge" nachgegangen und kamen dabei zu Ergebnissen, die jeden Lügner beruhigen. Danach ist die Lüge vor allem eine Schwäche von Menschen, die gern manipulieren wollen. Oder von Menschen, die geliebt und anerkannt werden wollen. Da die Manipulation und der Wunsch nach Liebe und Anerkennung in jedem von uns stecken, ist die Lüge also etwas ganz Normales, das aus dem Leben gar nicht wegzudenken ist. Interessant: Am häufigsten wird, so fanden die Forscher heraus, am Telefon gelogen. Am seltensten beim Gespräch von Angesicht zu Angesicht.

(aus EGO 6/1996, S. 64)

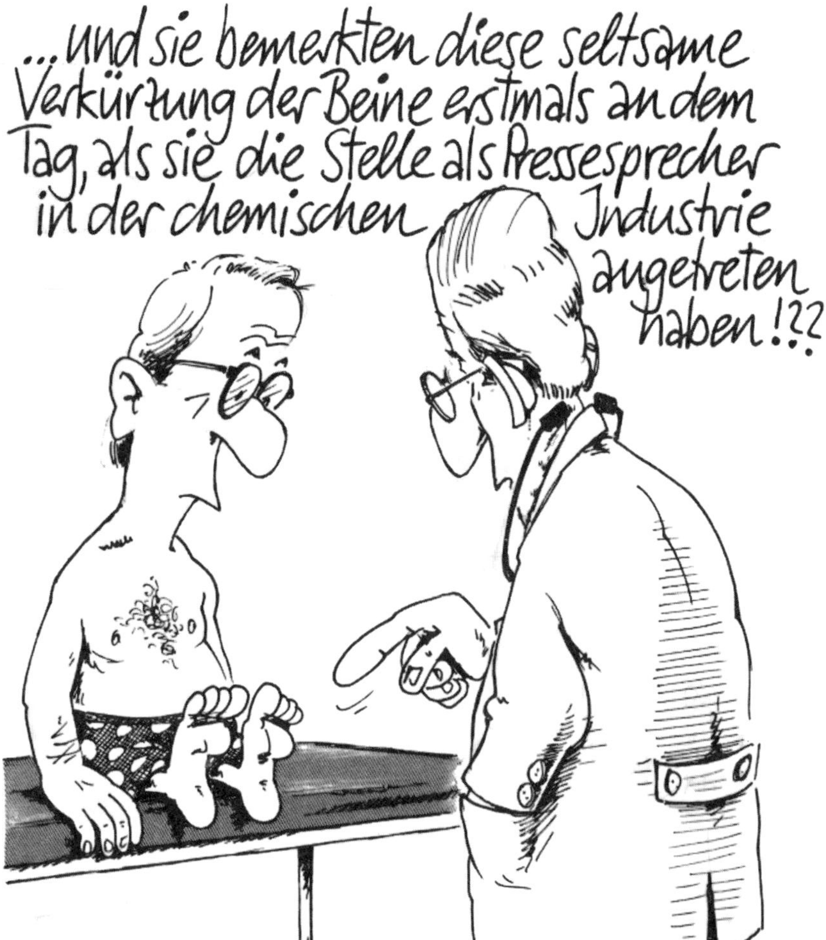
...und sie bemerkten diese seltsame Verkürzung der Beine erstmals an dem Tag, als sie die Stelle als Pressesprecher in der chemischen Industrie angetreten haben!??
MESTER
PREISRÄTSEL: gesucht wird ein bekanntes dt. Sprichwort

„Lohnens-
wertes
Leben

→ **Computer gibt Todesprognose**

Hamburg (epd). Auf Intensivstationen in drei deutschen Krankenhäusern werden erstmals Computer zur Berechnung von Todesprognosen getestet. Das Programm solle als Entscheidungshilfe bei der Frage dienen, für welche Patienten eine Lebensverlängerung „nicht mehr lohnt", wurde berichtet. Gefüttert mit sämtlichen Krankendaten berechne der Computer die Wahrscheinlichkeit des Überlebens und zugleich die Kosten einer Behandlung. Getestet wird in Bremen, Berlin und Köln.

(aus: Münstersche Zeitung vom 27.2.97)

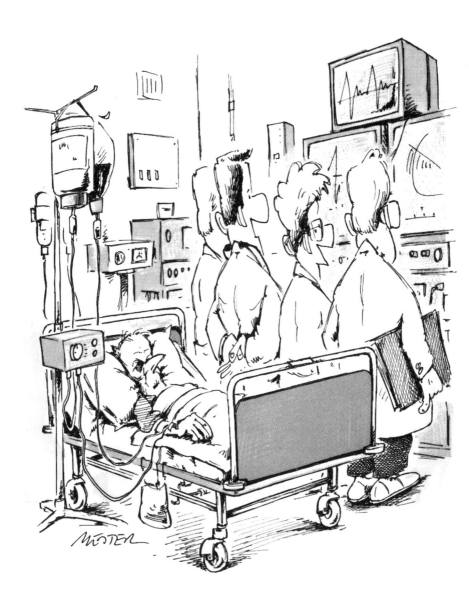

Wahrheiten

→ **Luftverschmutzung**: **Autos unterschätzt**

Mit einer umfangreichen Meßkampagne an einem der am stärksten befahrenen Autobahnabschnitte Deutschlands wollen sich Wissenschaftler des Instituts für Meteorologie und Klimaforschung des Forschungszentrums und der Universität Karlsruhe eine exakte Datenbasis über die tatsächliche Schadstoffbelastung der Atmosphäre durch den Straßenverkehr beschaffen. Dabei werden neben den Typen und Geschwindigkeiten der rund 55.000 Fahrzeuge, die den Testabschnitt auf der A 656 zwischen Mannheim und Heidelberg passieren, und neben Wind- und Temperaturprofilen alle wichtigen Schadstoffe – Kohlenmonoxid, Stickoxide und Kohlenwasserstoffe wie Benzol, Toluol und Xylol – am Boden und bis zu einer Höhe von 200 Metern ermittelt. Dazu dienen Meßsonden, die teils an Ballons, teils an einem hohen Autokran auf- und abgelassen werden. Die von Kraftfahrzeugen freigesetzten Luftschadstoffe sind nicht zuletzt an der in den Sommermonaten unter der Einwirkung von Sonnenstrahlen verstärkt auftretenden Ozonbildung in Bodennähe beteiligt. Ein erstes „wichtiges Ergebnis" konnte Franz Fiedler, Leiter des Projektes, schon vermelden: „Erste Auswertungen unserer Messungen", so Fiedler, „ließen darauf schließen, daß der Ausstoß von Kohlenmonoxid im Straßenverkehr bisher deutlich unterschätzt wurde".

(aus: DER SPIEGEL 33/1997, S. 137)

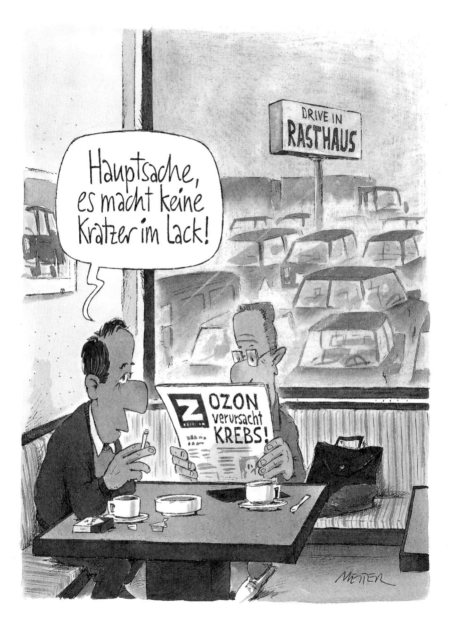

Rauchen ist gesund

→ **Nikotin schützt vor Alzheimer**

In dieser EGO-Ausgabe raten wir Ihnen auf Seite 58, das Rauchen aufzugeben. Aber trotzdem ist für uns (und hoffentlich auch für Sie) eine neue Untersuchung hochinteressant. Studien in Amerika ergaben jetzt zweifelsfrei: Nikotin macht nicht nur das Gehirn schneller und wacher, sondern hat auch einen günstigen Einfluß bei der Verhinderung der Alzheimer-Krankheit. Das bedeutet nicht, daß man rauchen sollte. Vielmehr steckt hinter dieser Erkenntnis die Möglichkeit, aus Nikotin auch ein neues Medikament gegen Alzheimer zu entwickeln. Entsprechende Versuche werden derzeit in Amerika gemacht.

(aus: EGO 1/1997, S. 15)

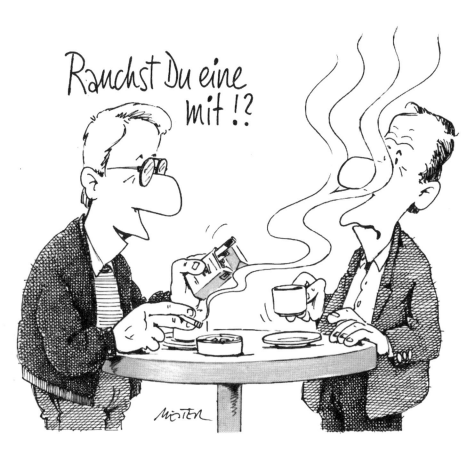

Herum-
doktern

→ Da Ärzte im Alter häufige Leiden wie Herzbeschwerden, Rheuma oder Durchblutungsstörungen nicht ursächlich heilen können, doktern sie mit Medikamenten zuhauf an den Symptomen herum: Die Präparate, die sie ihren über 60 Jahre alten Patienten verordnen, verschlingen heute bereits 55 Prozent der Gesamtausgaben der gesetzlichen Krankenkassen für Arzneien – obwohl derzeit lediglich ein Fünftel der Bevölkerung zu dieser Altersgruppe zählt.

Welche Mengen an Pharmaka viele betagte Menschen schlucken, zeigt der „Arzneiverordnungsreport '92": Ein 80jähriger bekam 1991 im Schnitt nahezu 1400 Tagesdosen verschrieben – vor allem Herz- und Augenmittel, Schmerz- und Rheumapräparate. Dabei leiden gerade alte Männer und Frauen besonders oft an besonders schweren Nebenwirkungen, deren Häufigkeit mit der Kombination mehrerer Stoffe wächst.

(aus: Geo-Wissen 1/93
'Pillen - Kräuter - Therapien', S. 23)

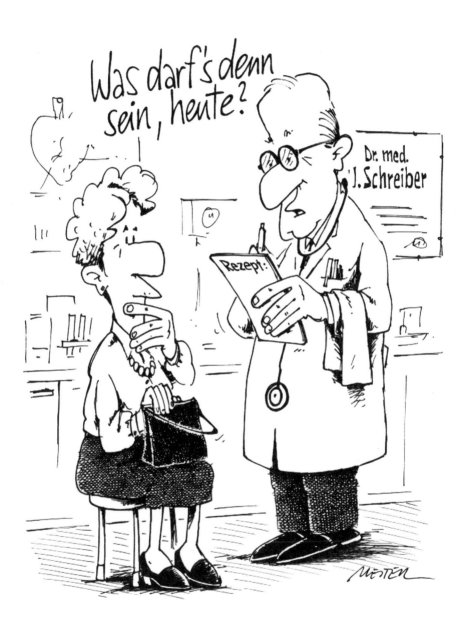

OrganShop

→ Die Verwertung des Ersatzteillagers Mensch wird auf tragische Weise durch einen Fall aus den USA verdeutlicht: Der 22jährige William Norwood wurde 1985 bei einem Raubüberfall getötet, und schon kurze Zeit nach seinem Tod waren seine Körperbestandteile in nicht weniger als 52 verschiedene Empfänger verpflanzt. Unglücklicherweise war Norwood HIV-positiv gewesen, und mindestens vier der Empfänger wurden mit AIDS infiziert (*Washington Post* 28.5.1991).

(aus: Andrew Kimbrell:
Ersatzteillager Mensch.
Die Vermarktung des Körpers.
Frankfurt/New York 1993. S. 37)

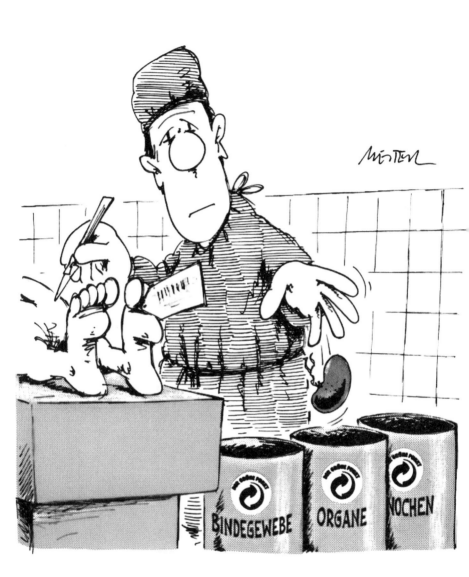

„ Selbsthilfe

→ Ein Schupfen dauert mit Medikamenten 7 Tage und ohne eine Woche. Eine alte Medizinerweisheit, die offenbart: So mancher Gang zum Arzt, so manche medizinische Verordnung müßte nicht sein. Wir wollen Ihnen nicht raten, auf eine sinnvolle medizinische Betreuung zu verzichten. Aber wenn es geht, wollen wir Ihnen helfen, sich und Ihre Familie bei kleinen Alltagsbeschwerden wieder selbst zu helfen. Mit bewährten Hausmitteln und mit einer sinnvollen Selbstmedikation.

aus: EGO 1/1997, S. 63

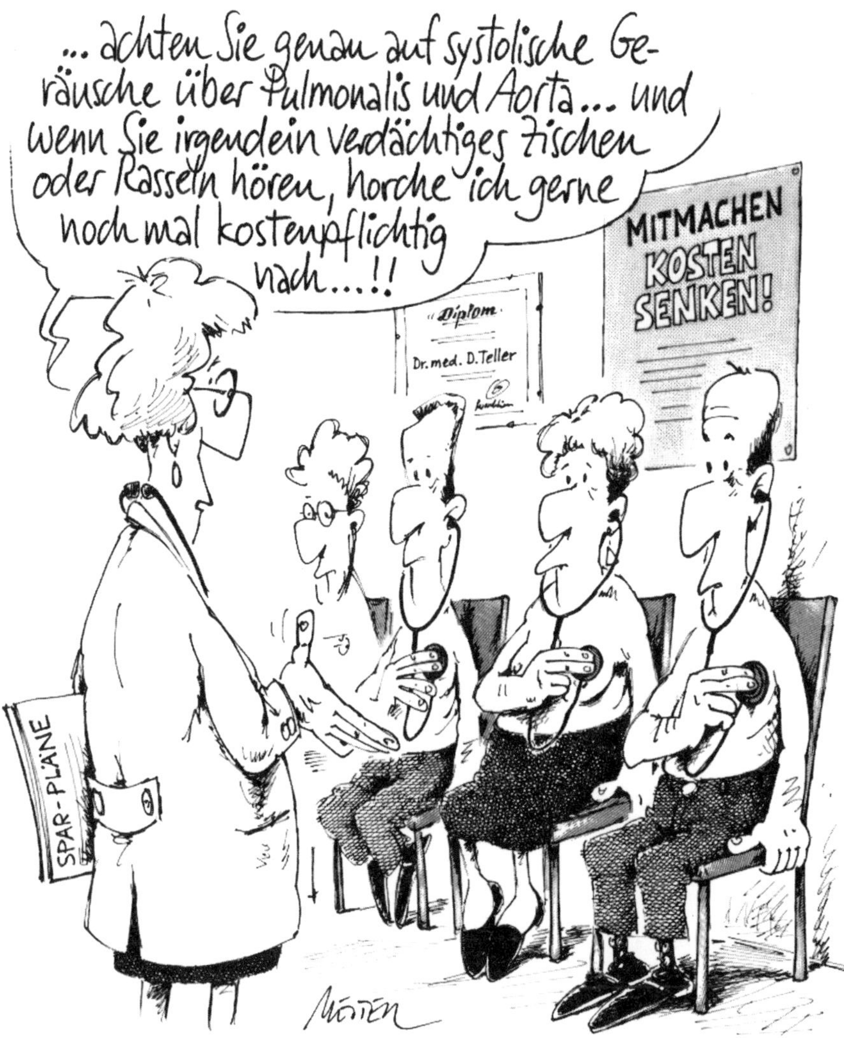
... achten Sie genau auf systolische Geräusche über Pulmonalis und Aorta ... und wenn Sie irgendein verdächtiges Zischen oder Rasseln hören, horche ich gerne noch mal kostenpflichtig nach ...!!
MITMACHEN KOSTEN SENKEN!
Diplom
Dr. med. D. Teller
SPAR-PLÄNE
MÖSTER

„ Preisliste

→ Und soviel Schmerzensgeld bzw. Schadensersatz haben bundesdeutsche Gerichte Opfern von Behandlungsfehlern zugebilligt:

7 500 DM für die Verletzung der Speiseröhre bei einer Narkose

8 000 DM für lange sichtbare Narben nach einer Schönheitsoperation am Oberschenkel

10 000 DM für eine Zwillingsgeburt nach einer fehlgeschlagenen Sterilisation

10 000 DM für starke Schmerzen und Lebensgefahr nach dem falschen Legen eines Katheders

15 000 DM für zehn Jahre Schmerzen nach dem Zurückbleiben einer Operationsnadel im Körper

15 000 DM für Ungleichheit von linker und rechter Brust nach operativer Brustverkleinerung

20 000 DM für den Verlust des Zeigefingers durch falsche Therapie

20 000 DM für irreparable Gehschäden infolge falscher Behandlung bei Fußgelenkbruch

30 000 DM für die unnötige Entfernung einer Brust

30 000 DM für den Verlust eines Hodens nach einer Leistenoperation bei einem 30jährigen

50 000 DM für die Folgen einer fehlgeschlagenen Hüftoperation

50 000 DM für völlige Taubheit durch Fahrlässigkeit des Arztes bei einem 15jährigen

60 000 DM für künstlichen Darmausgang infolge Fehldiagnose

60 000 DM für schwere Hirnschäden infolge Gehirnhautentzündung nach einer Schutzimpfung, über die nicht ausreichend aufgeklärt wurde

80 000 DM für schwere Hirnschädigung und fast völlige Lähmung durch Narkoseschaden

(aus: Dagmar Metzger: Deine Rechte als Patient. Frankfurt/M. 1992. S. 69/70)

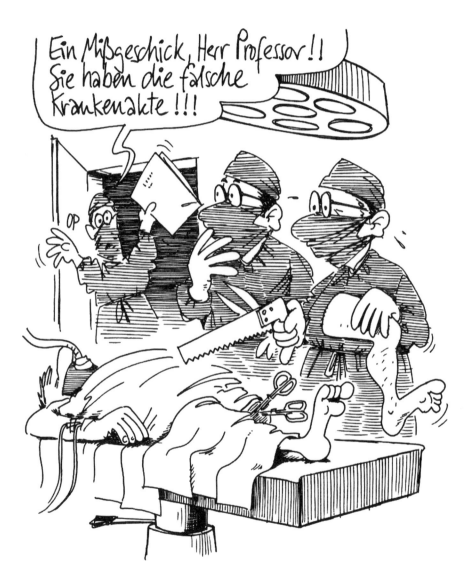

,,

Angsthasen

→ Kühn und furchtlos ist dem Klischee zufolge der Bergsteiger. Der Psychologe und passionierte Kletterer Ulrich Aufmuth stellt jedoch selbstkritisch die schlichte Frage: Welche Sorte Mensch hat es denn so überaus nötig, ständig sich und anderen Courage zu beweisen? Seine Antwort lautet: Die meisten sind Angsthasen. Nicht selten litten Bergsteiger unter tiefsitzenden, schamvoll als Makel empfundenen Ängsten. Sie stürzten sich immer wieder in Lebensgefahr, um - koste es, was es wolle – den Sieg ihres „mutigen Ich" über ihr tief gehaßtes „feiges Ich" zu inszenieren.

Aufmuth beschreibt eine Bergsteigerpersönlichkeit als ein – besonders für Extremkletterer typisches – Geflecht antagonistischer Charakterzüge: Leistungsbedürfnis, oft zu grimmig konkurriendem Perfektionismus gesteigert; Hunger nach starken Gefühlen und dabei große Schwierigkeiten, sich Freude und Genuß zu erlauben; ein ausgeprägter Individualismus und ein starker Drang zur Einsamkeit und Askese; eiserne Härte gegen sich selbst mit wenig ausgeprägter Fähigkeit zu weicheren Regungen; ein schmerzliches Gegeneinander von Menschenscheu und Bindungssehnsucht.

(aus: GEO-Wissen 1/92 'Risiko', S. 124)

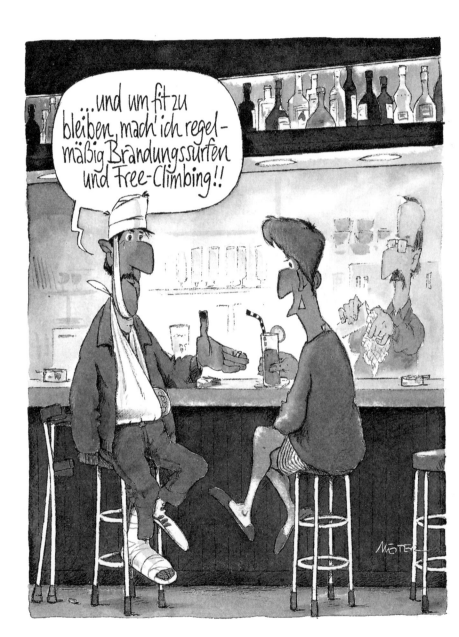

Franken-
stein

➜ Es könne, so hat der Toxikologe Gmelin 1776 fest-
gestellt, vom Tierversuch kein exakter Schluß auf die
Wirkung eines Mittels auf den Menschen gezogen
werden, und man müsse deshalb Versuche am mensch-
lichen Körper selbst machen. Dies müsse geschehen

1. mit dem Blute oder andern Säften eines gesunden
Menschen, außer dem lebendigen Körper,

2. mit Missethätern, und

3. an unserem eigenen Leibe.

Es ist immer mehr der Selbstversuch, der dafür zu
Gebote steht, denn noch 1786 bedauerte der Anatom
und Physiologe Georg Friedrich Hildebrandt, damals
noch Professor der Anatomie am Collegium Medicum
in Braunschweig, daß so wenig Gelegenheit gegeben
sei, Versuche an zum Tode verurteilten Verbrechern
durchzuführen, da sich andere Menschen kaum dazu
hergeben werden.

(aus: Rainer Osnowski (Hg.):
Menschenversuche: Wahnsinn und Wirklichkeit.
Köln 1988, S. 29)

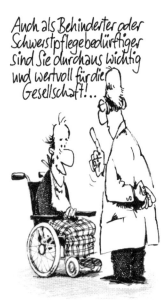

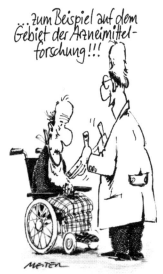

Armut

→ Verständlicherweise wehrt sich die offizielle Ärzteschaft gegen jede Reformbestrebung von außen oder innen, denn so leicht kann niemand sonst soviel Geld verdienen. Mit Zähnen und Klauen kämpft man gegen jede „Einkommenseinbuße", die gesetzlich diskutiert wird, oder gegen die Begehrlichkeiten des eigenen Nachwuchses oder der Kollegen anderer fachärztlicher Disziplinen, die von der Teilhabe an diesem Schatz möglichst lange ausgeschlossen bleiben sollen. Es sind etwa 40 Prozent der Ärzte, die an diesen Kuchen heran dürfen. Der Rest geht leer aus. Diese 60 Prozent sind aber nicht etwa schlechter ausgebildete oder weniger begabte Ärzte. Benachteiligt sind vor allem jene Ärzte, die in den Krankenhäusern die Teamarbeit ermöglichen, und jene, die in Forschung und Lehre tätig sind und damit mehr für die Gesundheit der Menschen tun als ihre Kollegen in eigener Praxis, die unkontrolliert ihrem Auftrag nachgehen, die ärztliche Versorgung der Bevölkerung zu garantieren.

(aus: Peter Eckert: Medizin,
Mammon und Moral.
Wie uns die Ärzte abkassieren.
München 1995, S. 11/12).

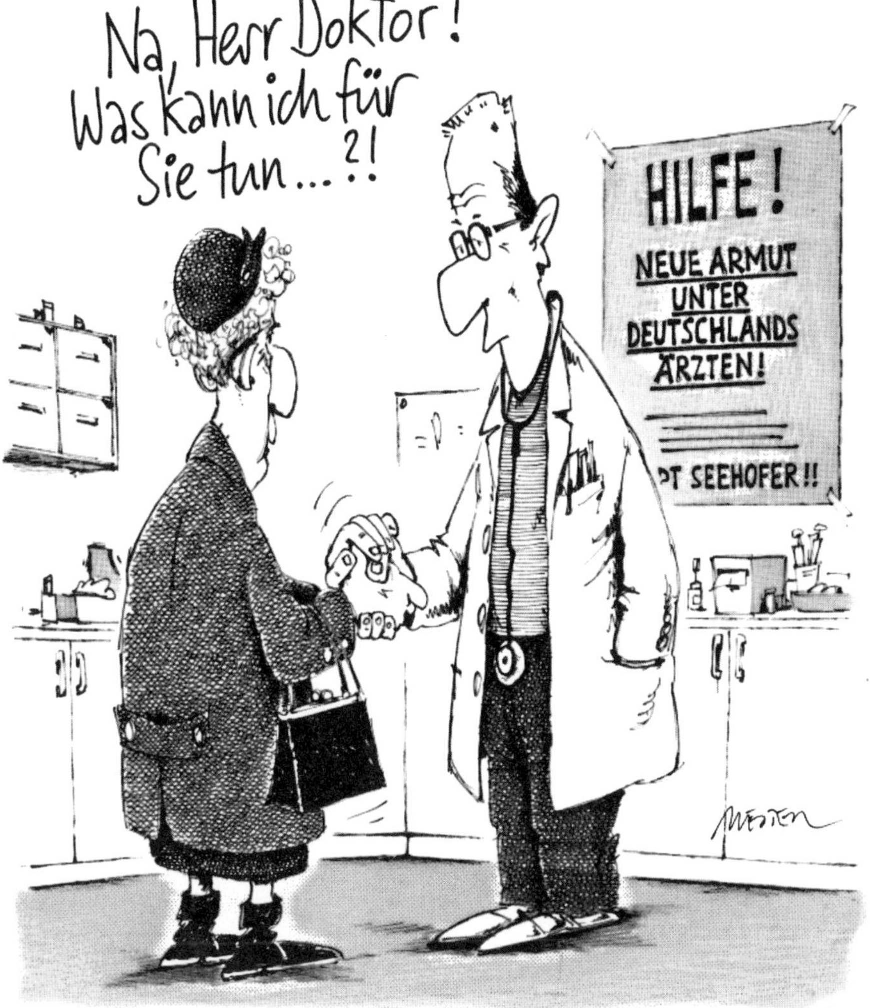
Na, Herr Doktor! Was kann ich für Sie tun ...?!
HILFE!
NEUE ARMUT UNTER DEUTSCHLANDS ÄRZTEN!
PT SEEHOFER!!

Lipsticks for all

→ **Lippenstift contra Krebs**

Frauen bekommen weit seltener als Männer Lippen-krebs. Lange glaubte man, dies könnte mit den unter-schiedlichen Hormonen der Geschlechter zu tun ha-ben. Jetzt wurde durch Studien nachgewiesen: Der Lip-penstift schützt die Frauen vor Krebs, da die Farbstof-fe des Stiftes wie ein Sun-Blocker wirken und daher Frauenlippen vor den harten und krebserregenden UV-Strahlen der Sonne schützen.

aus: EGO 1/1997, S. 15

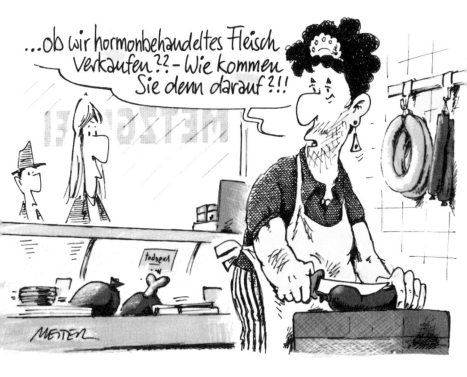

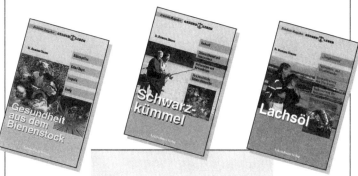
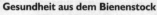
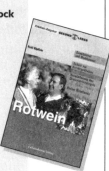